AF613495

DE

L'ÉRYSIPÈLE DE LA FACE

DANS LE COURS DE

LA FIÈVRE TYPHOÏDE

(ÉTUDE CRITIQUE ET CLINIQUE)

PAR

Le Docteur William GÉRENTE

Ancien externe (médaille de bronze) des hôpitaux de Paris.

PARIS

A. PARENT, IMPRIMEUR DE LA FACULTÉ DE MÉDECINE

A. DAVY, successeur

52, RUE MADAME ET RUE MONSIEUR-LE-PRINCE, 14

1883

DE

L'ÉRYSIPÈLE DE LA FACE

DANS LE COURS DE

LA FIÈVRE TYPHOÏDE

(ÉTUDE CRITIQUE ET CLINIQUE)

PAR

Le Docteur WILLIAM GÉRENTE
Ancien externe (médaille de bronze) des hôpitaux de Paris.

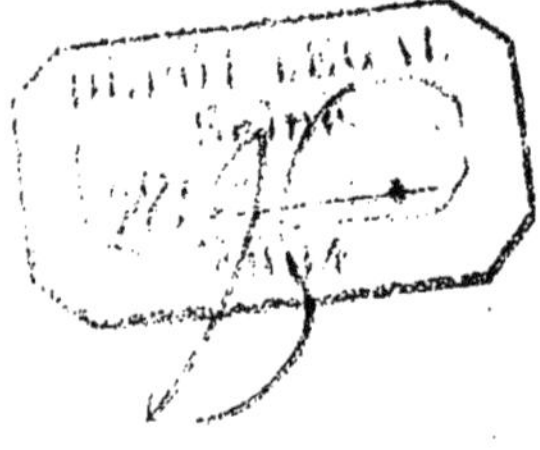

PARIS
A. PARENT, IMPRIMEUR DE LA FACULTÉ DE MÉDECINE
A. DAVY, successeur
52, RUE MADAME ET RUE MONSIEUR-LE-PRINCE, 14

1883

DE

L'ÉRYSIPÈLE DE LA FACE

DANS LE COURS

DE LA FIÈVRE TYPHOIDE

ÉTUDE CRITIQUE ET CLINIQUE

INTRODUCTION.

L'étude des relations des maladies entre elles constitue un des chapitres les plus intéressants et les plus importants de la pathologie. Ne doit-on pas se demander, en clinique, quelles sont les déviations que subissent les types normaux de deux maladies sous leur influence réciproque, lorsqu'elles évoluent simultanément sur le même sujet? Ne faut-il pas savoir en quoi les allures ordinaires des maladies seront modifiées dans leur marche et leur terminaison?

C'est dans cet ordre d'idées que, à propos d'un cas d'érysipèle de la face survenu chez un malade du service de M. le Professeur Potain, nous réunissons les cas analogues que nous avons pu trouver dans les ouvrages et travaux divers.

Nous chercherons à déduire de ces faits la fréquence relative de l'érysipèle survenant dans le cours de la fièvre typhoïde; nous signalerons les particularités cliniques que présente l'évolution de l'une ou de l'autre de ces deux maladies. Puis, du rapprochement de ces faits, nous déduirons le pronostic de cette complication de la dothiénentérie.

Nous n'examinerons pas l'érysipèle dans les différentes localisations qu'il peut présenter; nous restreignons notre travail à l'érysipèle de la face. Lorsque l'érysipèle apparaît au tronc ou aux membres, l'exanthème est le plus souvent consécutif à des eschares, à un décubitus prolongé, voire même à l'application de sinapismes ou de vésicatoires, circonstances qui, si elles se rencontrent dans la fièvre typhoïde, se voient également dans des affections différentes. Il nous semble, dès lors, fort difficile de faire la part exacte de ce qui revient en propre à la maladie générale et de ce qui peut être attribué à des lésions en tant que causes accessoires ou causes déterminantes.

En éliminant ces cas à interprétation douteuse, nous pensons donner plus de netteté à notre étude. Mais nous ne voulons pas faire renaître la division de l'érysipèle en spontané ou médical et chirurgical, alors que la majorité des auteurs admettent, et les travaux récents établissent l'unité de l'affection.

Nous comprenons, comme survenant *dans le cours* de la fièvre typhoïde, l'érysipèle de la convalescence, « cet état diathésique, dit Monneret, créé par la maladie dont elle constitue le dernier stade. »

A cette première page s'inscrit tout naturellement le nom d'un ami dévoué en toute circonstance, celui du Dr E. Gaucher.

Nous prions M. le Professeur Potain d'agréer tous nos remerciements.

HISTORIQUE.

Le premier ouvrage que nous ayons trouvé faisant mention du sujet qui nous occupe, remonte à 1807; il appartient à Terriou (1).

Il est bien certain que c'est la fièvre typhoïde que cet auteur décrit sous le nom de fièvre adynamique; aussi, n'hésitons-nous pas à rapporter les deux cas qu'il cite et à relater son opinion. Il est intéressant de voir qu'en plusieurs points, cette opinion se confond avec celle d'auteurs plus récents.

Pour Terriou, l'érysipèle de la face se développe assez fréquemment avant que le caractère de la fièvre adynamique se soit nettement prononcé : quelquefois il apparaît dans le cours de la maladie. Cette complication, observée surtout chez les adultes et les vieillards, peu commune en hiver, plus fréquente en automne et au printemps, se montre surtout dans les étés chauds et pluvieux. Dans ces circonstances, l'érysipèle « diffère par les caractères de quelques-uns des symptômes de l'érysipèle simple : la rougeur de la peau est moins vive, le sentiment de cuisson est moins pénible pour le malade ». Il disparaît presque entièrement lorsque les malades sont sur le point de succomber.

Le remarquable traité de la fièvre entéro-mésentéri-

(1) L. Terriou. Essai sur l'érysipèle considéré dans son état de omplicatio n avec la fièvre adynamique (putride). Thèse, Paris, 1807.

que, de Petit et Serres, ne contient aucun cas se rapportant à notre sujet.

Chomel (1) dit que l'érysipèle de la face n'est pas très rare dans le cours de la fièvre typhoïde. « Peut-être même est-il plus fréquent que la perforation intestinale ; c'est, au moins, ce qui a été observé dans les salles de la clinique où, sur 130 individus atteints de fièvre typhoïde, 4 ont été pris d'érysipèle de la face. »

Lepelletier, dans sa thèse d'agrégation (Traité de l'érysipèle et de ses différentes variétés), ne parle pas des érysipèle ssecondaires.

Louis (2) cite l'érysipèle comme complication de la fièvre typhoïde, mais sans distinction bien nette du siège. Cependant, il signale trois fois l'exanthème de la face sur 134 typhiques.

La coïncidence des deux affections se trouve rapportée à l'article « Érysipèle » du Compendium (3). De plus, en traitant de la fièvre typhoïde, les auteurs ajoutent que l'érysipèle est « une des complications les plus fréquentes et les plus fâcheuses de la maladie ». Comme faits, sont seuls cités les cas de Chomel, dont nous avons parlé plus haut.

Forget (4) n'a observé qu'un seul cas d'érysipèle, cas

(1) Chomel. Leçons de clinique médicale faites à l'Hôtel-Dieu de Paris, 1834, t. I, Fièvre typhoïde, p. 47.

(2) Louis. Recherches anatomiques, pathologiques et thérapeutiques sur la maladie connue sous les noms de fièvre typhoïde, dothiénentérie, etc., 2e édition. Paris, 1841, t. II, p. 113.

(3) Compendium de médecine pratique, t. III, 1839, Erysipèle, p. 475 ; — t. VIII, 1846, Fièvre typhoïde (complic.), p. 237.

(4) Forget. Traité de l'entérite folliculeuse (fièvre typhoïde), p. 230. Paris, 1841.

qu'il rapporte, d'ailleurs, au milieu de ses 92 observations de fièvre typhoïde. (Obs. LXI, p. 431.)

Fabre (1), dans son chapitre des complications de la fièvre typhoïde, dit seulement que la principale maladie de peau à citer est l'érysipèle.

De Larroque (2) conclut que « la pyrexie typhoïde, combattue par une méthode curative véritablement rationnelle ou fondée sur la connaissance du principe générateur de la maladie, paraît rarement compliquée d'érysipèle ; mais, quand ce principe n'est pas attaqué dès l'origine de la fièvre, ou bien, lorsqu'il est entièrement méconnu, le développement de cette affection coïncidente est infiniment plus fréquent ». Sur les 103 observations que renferme le second volume du traité de De Larroque, on trouve 4 cas d'érysipèle de la face.

En 1847, M. Hervieux (3) publia un travail spécial sur l'érysipèle dans les maladies graves. Nous aurons souvent à faire des emprunts à ce mémoire intéressant, qui, de tous, est le plus complet, et se rapporte le plus étroitement à notre sujet.

Valleix (4) fait allusion à la rencontre des deux maladies et cite Louis et M. Hervieux.

Parmi les 48 observations que contient la thèse remar-

(1) Fabre. Dictionnaire des dictionnaires de médecine français et étrangers. Paris, 1841, t. VIII, p. 654.

(2) De Larroque. Traité de la fièvre typhoïde, 1847, t. I, p. 63.

(3) Hervieux. De l'érysipèle dans les convalescences et périodes ultimes des maladies graves. Archives générales de médecine, n° 15, p. 471, 1847.

(4) Valleix. Guide du médecin praticien, 3e édition, 1854, t. V, p. 375.

quée de Chédevergne (1) se trouve un cas d'érysipèle facial (obs. XXXVII, p. 181).

Nous aurons à citer fréquemment Maurice Raynaud (2), auquel on doit l'article si complet de l'érysipèle dans le Nouveau Dictionnaire.

Le travail de M. Gaspais (3) fournit un cas d'érysipèle survenu dans une ambulance en 1870.

Tardieu (4) donne l'érysipèle de la face comme complication ultime fréquente de certaines maladies, telles que la fièvre typhoïde, les maladies pestilentielles, etc...

Grisolle (5) a observé la coïncidence des deux maladies et la considère comme de fâcheux augure.

Zuelzer (6) signale trois érysipèles de la face sur 84 typhiques. Il rappelle, en outre, une statistique de Zuccarini, où, sur 480 cas, l'exanthème s'était montré 18 fois.

Liebermeister (7) rapporte qu'à Bâle, sur 1420 malades, 10 d'entre eux furent atteints d'érisipèle facial.

Pour Griesinger (8), « l'érysipèle de la face et ceux

(1) Chédevergne. De la fièvre typhoïde. Paris, thèse 1864, p. 181.

(2) M. Raynaud. Nouveau Dictionnaire de médecine et de chirurgie pratique, t. XIV, 1871, p. 67, 77, 85.

(3) Gaspais. De l'érysipèle secondaire. Thèse Paris, 1873.

(4) A. Tardieu. Manuel de pathologie et de clinique médicale, 4e édition, 1873, p. 93.

(5) Grisolle. Pathologie interne, 9e édition, 1874, t. I, p. 644.

(6) Zuelzer. Ziemssen's Handbuch der Speciellen Pathol. und Therapie. Zweiter Band. II Theil. Leipzig, 1874, Erysipelas, 411.

(7) Liebermeister. Ziemssen's Handbuch. Zweiter Band. I Theil, Typhus abdominalis, p. 190.

(8) W. Griesinger. Traité des maladies infectieuses (2e édition), traduct. du Dr Lemattre. Paris, 1877, p. 359.

plus rares du cou et de la poitrine ne sont fréquents que dans quelques épidémies. Il faut les attribuer à une influence nosocomiale particulière. » Après avoir cité les cas de Zuccarini à la clinique de Gietl, après avoir signalé sa fréquence observée à Munich par Wurm, dans une épidémie militaire, Griesinger dit qu'à Zurich, sur 500 cas, il observa l'érysipèle dans une proportion de 2 0/0.

Trousseau (1) ne parle guère, à propos des érysipèles de la fièvre typhoïde, que de ceux qui, se développant autour des eschares, sont susceptibles d'envahir une grande partie des téguments. Mais lorsque, traitant de l'érysipèle de la face en général, il formule son pronostic, il ajoute : « L'érysipèle est une maladie grave, lorsqu'il vient compliquer une autre maladie qui, par sa durée et sa nature, a déjà compromis l'existence des malades, comme la fièvre typhoïde. »

Murchison (2) a vu 9 cas d'érysipèle, ce qui ne lui permettait pas, par rapport au nombre des fièvres typhoïdes observées, d'établir une proportion de 1 0/0. Il cite Louis, Chomel, ainsi que nous l'avons fait; puis il ajoute que Jenner a réuni 7 cas d'érysipèle sur 23 cas de mort par fièvre typhoïde.

Hardy et Béhier (3) citent également Louis, Chomel, Jenner; puis, ils ajoutent que l'érysipèle paraît avoir

(1) Trousseau. Clinique médicale de l'Hôtel-Dieu (5e édition), 1877. Erysipèle, t. I, p. 241. — Dothiénentérie, t. I, p. 377.

(2) Ch. Murchison. La fièvre typhoïde (trad. du Dr Lutaud). Paris, 1878, p. 194.

(3) Hardy et Béhier. Traité élémentaire de pathol. interne, t. IV, 1re partie, p. 105.

toujours pour point de départ une écorchure des lèvres ou des narines : « On comprend qu'ils (les malades) se fassent avec les ongles des écorchures capables de provoquer le développement d'un érysipèle, surtout si l'on songe que l'état général dans lequel ils se trouvent peut prédisposer à ce genre d'inflammation. »

Le travail de M. Moiroud (1) se rapproche plus spécialement de notre sujet. L'auteur y étudie les rapports de l'érysipèle avec les diathèses syphilitique, scrofuleuse, rhumatismale, avec les dermatoses, la leucocythémie, la fièvre typhoïde, etc... Dans une étude aussi générale, la dothiénentérie n'a qu'une part restreinte. M. Moiroud dit que l'érysipèle, bien plus grave dans la fièvre typhoïde que dans les autres maladies, est cependant bénin lorsqu'il siège à la face, à moins qu'il ne s'étende au cuir chevelu où il amène, soit une apparition, soit une aggravation des symptômes cérébraux. Cet érysipèle aurait pour point de départ les ulcérations du nez.

Le professeur Jaccoud (2) parle de l'érysipèle qui se développe dans le décours ou la convalescence des maladies graves (pneumonie, fièvre typhoïde, etc...) auxquelles il reconnaît la valeur de causes occasionnelles, et dit que c'est un accident « extrêmement redoutable. »

M. Hutinel (3) signale l'apparition de l'érysipèle qui survient « assez fréquemment » soit dans le cours même de la fièvre typhoïde, soit dans là convalescence.

(1) Ans. Moiroud. Recherches cliniques sur l'érysipèle médical deutéropathique ou intercurrent. Thèse Paris, 1881.

(2) Jaccoud. Pathologie interne, 7e édition, 1883.

(3) Hutinel. Étude sur la convalescence et les rechutes de la fièvre typhoïde. Thèse d'agrégation, 1883, p. 186.

M. Geffroy (1), dans son étude générale des affections cutanées, s'étend peu sur l'érysipèle ; il cite plusieurs des opinions ci-dessus énoncées.

Enfin, c'est sans résultat que nous avons consulté les différents ouvrages traitant spécialement des affections cutanées. Certains auteurs ne parlent pas de l'érysipèle ; d'autres, qui le font, laissent de côté les érysipèles secondaires. C'est ainsi que les traités de P. Rayer, de Cazenave, de Gibert, de Devergie, d'Hébra, de Kaposi, ne contiennent rien ayant trait à notre sujet.

(1) A. Geffroy. Etude sur les affections cutanées survenant dans le cours ou à la suite de la fièvre typhoïde. Thèse Paris, 1883.

FRÉQUENCE. — CONDITIONS ÉTIOLOGIQUES.

D'après l'exposé que nous venons de faire des travaux des auteurs, on voit que si la plupart d'entre eux parlent de l'apparition de l'érysipèle de la face dans la fièvre typhoïde, ils ne font souvent que signaler le fait, sans insister.

Assurément, il ne faut pas demander aux chiffres plus qu'ils ne peuvent donner; et, pour tirer une conclusion générale et définitive d'une statistique, il faudrait que celle-ci fût complète et reposât sur des éléments dont nous ne pouvons disposer. Ces réserves faites, nous réunissons les cas authentiques que nous avons pu trouver, dans le but de fixer dans des termes un peu moins vagues que ceux cités plus haut, la fréquence approximative de la coïncidence de l'érysipèle de la face et de la fièvre typhoïde.

	Fièvre typhoïde.			Erysipèle facial.	
	—			—	
Chomel	Sur 130	cas	cite	4	cas
Louis	134	—		3	—
Forget	92	—		1	—
Jenner	65	—		2	—
De Larroque	105	—		4	—
Zuelzer	84	—		3	—
Liebermeister	1420	—		10	—
Zuccarini	480	—		18	—
Griesinger	500	—		10	—
Murchison (1)	900	—		9	—
Total	Sur 3910	cas		64	cas

(1) Ce chiffre n'est pas strictement exact.

Ce qui représenterait, à peu près, 1 cas d'érysipèle sur 61 de fièvre typhoïde.

Il est à remarquer que depuis De Larroque, les auteurs classiques français ne donnent aucune statistique, ni aucune appréciation précise de la fréquence de l'érysipèle secondaire à la fièvre typhoïde.

A quoi peut-on attribuer cette lacune? Faut-il croire que la coexistence des deux affections est devenue plus rare qu'au temps de Chomel, où elle était « plus fréquente que la perforation intestinale »? Ou bien, au contraire, le fait est-il tellement banal qu'il est devenu superflu de le signaler?

Cette dernière raison est, en tout cas, peu vraisemblable. En effet, la lecture des monographies qui, plus ou moins directement, se rapportent à ce sujet, n'a ajouté que cinq nouveaux cas à ceux signalés plus haut; nos souvenirs personnels ne nous ont donné aucun fait de ce genre; et les recherches récentes dans les différents services des hôpitaux ne nous ont permis d'apporter qu'un seul cas comme contingent à ce travail.

De tout cela, nous pensons pouvoir conclure, d'une façon générale, que l'apparition de l'érysipèle dans le cours de la fièvre typhoïde est un phénomène rare.

Dans ces limites, cette apparition est-elle favorisée par certaines conditions inhérentes aux malades eux-mêmes?

Si l'érysipèle protopathique est plus fréquent chez la femme, par contre, l'homme est plus souvent atteint de la fièvre typhoïde. Mais, si l'on prend l'ensemble des typhiques, il est probable que le sexe n'a pas une influence marquée sur l'apparition de l'érysipèle. En tout cas, les auteurs ne disent rien à ce sujet, et le nombre des observations que nous rapportons (sur 15 cas : 9 hommes, 6 femmes) est trop restreint pour tirer une conclusion.

Nous en dirons autant de l'âge. Les cas auxquels nous faisons allusion sont compris dans la période qui s'étend de 19 à 28 ans pour la plupart; c'est l'époque même où se rencontre la fièvre typhoïde dans sa plus grande fréquence.

La constitution a peut-être une influence plus marquée. Dans plusieurs observations, nous trouvons signalée la faiblesse de constitution; dans d'autres, où elle n'est pas nettement spécifiée, un teint pâle, la coloration blonde des cheveux, etc..., laissent supposer un tempérament lymphatique.

Nous n'insisterons pas sur l'influence du milieu, sur l'encombrement dont le rôle dans les maladies infectieuses est bien établi, ni sur le voisinage d'autres érysipèles, alors que la contagiosité est aujourd'hui généralement admise. L'observation XV offre un cas qui peut être attribué à la contagion. Mais, dans les conditions où a été placée cette malade, aurait-elle été atteinte de même, si elle s'était trouvée sous le coup d'une autre affection primitive; en d'autres termes, dans quelle limite la fièvre typhoïde a-t-elle joué un rôle?

Il nous semble parfois bien difficile de délimiter l'influence qui revient à chacune des circonstances qui entourent l'apparition de l'érysipèle. Nous citerons, à ce propos, notre observation XVI : aucun malade atteint d'érysipèle n'a été couché dans la même salle que notre typhique, pendant toute la durée de sa maladie; mais il se trouvait des érysipèles dans un service de chirurgie de l'hôpital. Assurément, les malades convalescents, allant d'une salle à l'autre, ont pu, à la rigueur, servir de véhicule à l'agent de l'érysipèle ; mais si cet agent a été réellement importé, il n'en est pas moins vrai que, de tous les malades de la salle Saint-Luc, atteints de fièvre typhoïde ou d'une autre affection, un seul, nous le répétons, a pris un érysipèle. Quelle part, dès lors, faut-il reconnaître à une contagion possible, à la fièvre typhoïde, à l'idiosyncrasie de l'individu ?

Parmi les diverses formes cliniques que peut revêtir la fièvre typhoïde, en est-il qui, plus spécialement que d'autres, semblent favoriser l'apparition de l'érysipèle, d'où qu'il vienne ? A considérer le nombre de cas où les observateurs signalent la forme adynamique, il semble que la dépression ne soit pas étrangère à la coïncidence des deux maladies.

Il y a encore lieu de se demander si l'érysipèle de la face ne se rencontrerait pas, avec une plus grande fréquence, dans certaines attaques de la dothiénentérie, s'il ne serait pas lié parfois au génie épidémique de la maladie.

Griesinger dit, en propres termes, que l'érysipèle n'est fréquent que dans quelques épidémies, et qu'il faut attribuer cette complication à une influence nosocomiale particulière.

Il n'y a, dans cette opinion, rien qui doive étonner, lorsqu'on voit, dans d'autres maladies, certaines épidémies se caractériser par une fréquence toute spéciale d'une complication particulière. Cependant, nous n'avons pu trouver des faits appuyant l'assertion de Griesinger qui, d'ailleurs, ne se rencontre pas dans les autres auteurs.

Il conviendrait, enfin, d'examiner l'influence de la fièvre typhoïde, non plus suivant ses différentes manières d'être, mais bien en elle-même. Un chapitre spécial sera consacré à cette question.

ÉPOQUE ET MODE DU DÉBUT.

A quelle époque de la fièvre typhoïde apparaît l'érysipèle de la face?

« Pendant la troisième période » (Chomel) (1).

« Généralement dans l'état avancé de la maladie » (Forget) (2).

« Dans une période avancée : deuxième ou troisième septénaire » (Compendium de médecine) (3).

« Dans le cours de la troisième période » (Dictionnaire des dictionnaires) (4).

« Sans époque déterminée; cette complication se fait aussi bien durant les prodromes de la fièvre que dans son début, ses progrès, à son suprême degré, dans son déclin, dans sa convalescence. » « L'érysipèle se montre moins souvent dans la convalescence que durant la marche de la maladie » (De Larroque) (5).

« Le plus souvent pendant la convalescence; rarement au summum de la maladie » (Liebermeister) (6).

« Au summum de la maladie » (Griesinger) (7).

« Soit dans le cours, soit dans la convalescence » (Hutinel) (8).

(1) Chomel. Loc cit., p. 47.
(2) Forget. Loc. cit., p. 230.
(3) Compendium de médecine, t. VIII, p. 237.
(4) Dictionnaire des dictionnaires, t. VIII, p. 654.
(5) De Larroque. Loc. cit., p. 63.
(6) Liebermeister. Loc. cit., p. 190.
(7) Griesinger. Loc. cit., p. 359.
(8) Hutinel. Loc. cit., p. 139.

Les observations que nous rapportons donnent les résultats suivants :

Observation		Début le		
Observation	I.	Début le	10ᵉ	jour de la maladie.
—	II.	—	3ᵉ	— —
—	III.	—	34ᵉ	— —
—	IV.	—	28ᵉ	— —
—	V.	—	45ᵉ	— (environ)
—	VII.	—	22ᵉ au 24ᵉ	jour.
—	VIII.	—	22ᵉ au 28ᵉ	—
—	IX.	—	32ᵉ au 34ᵉ	—
—	X.	—	21ᵉ	jour.
—	XI.	—	80ᵉ	—
—	XII.	—	28ᵉ	—
—	XIV.	—	15ᵉ	—
—	XV.	—	10ᵉ au 15ᵉ	jour
—	XVI.	—	10ᵉ	jour.
1 cas de Louis.		—	15ᵉ	—
1 cas de Louis.		—	après le 30ᵉ	jour.

Donc, sur 16 cas observés à des époques différentes, on voit apparaître l'érysipèle :

Pendant le 1ᵉʳ septénaire de la fièvre typhoïde....		1	fois.
Pendant le 2ᵉ —	—	3	—
Pendant le 3ᵉ —	—	3	—
Au delà du 21ᵉ jour	—	9	—

D'après ces faits, nous pouvons donc nous ranger à l'opinion de la majorité des auteurs et dire que si l'érysipèle peut se montrer à toutes les périodes de la fièvre typhoïde, il est, sans comparaison, beaucoup plus fréquent dans la convalescence.

Aujourd'hui, l'unité de l'érysipèle est reconnue, et l'on admet généralement que, dans tous les cas, il existe une solution de continuité des téguments, nécessaire à l'introduction des germes, quelles que soient d'ailleurs la cause et l'étendue de la plaie ou de l'excoriation.

Souvent cette porte d'entrée est rendue manifeste par la présence d'écorchures, de vésicules d'herpès ouvertes, etc... Mais, dans d'autres circonstances, l'examen le plus attentif ne révèle aucune érosion. Cela tient, dans nombre de cas, à ce qu'on ne la cherche pas toujours où il faut. En effet, certains érysipèles de la face sont précédés de douleur, de sécheresse de la bouche et de la gorge ; si l'on examine les régions douloureuses, on reconnaît l'existence d'un érythème plus ou moins accentué. Mais il ne s'agit pas là d'une pharyngite quelconque, la muqueuse offre un aspect tout spécial : elle est sèche, brillante, vernissée en même temps que sombre et tuméfiée. Il y a érysipèle du pharynx ; c'est là que la maladie a rencontré la porte d'entrée nécessaire à son introduction dans l'organisme (Potain) (1).

L'envahissement de la face n'est alors que consécutive; il se fait par propagation, grâce à la continuité des tissus, et débute au niveau, soit des narines, soit des commissures labiales, soit encore des points lacrymaux. Dans certains cas même, l'érysipèle apparaît au niveau de l'oreille externe ; c'est alors par transmission lymphatique.

Ce mode de début se voit assurément dans toute espèce d'érysipèle, qu'il soit primitif ou secondaire; il faut se demander s'il emprunterait à la présence de la fièvre typhoïde une plus grande fréquence.

Griesinger (2) dit que l'érysipèle de la face dans la fièvre

(1) Potain. Leçon à l'hôpital Necker. Gazette des hôpitaux, 30 nov. 1880, nº 139.

(2) Griesinger. Loc. citato, p. 359.

typhoïde provient souvent d'une inflammation des sinus frontaux et sphénoïdaux, et se voit chez les malades qui présentent un catarrhe intense de la cavité buccale ou des fosses nasales.

Zuelzer (1) spécifie que les trois cas qu'il a personnellement observés et les dix-huit cas de Zuccarini ont eu lieu « particulièrement chez les malades atteints de stomatites, de catarrhes des fosses nasales, des sinus, de l'oreille moyenne. »

Dans les faits que nous rapportons, les observations X, XIII, XIV fournissent des exemples bien nets de l'érysipèle, débutant par les muqueuses.

Ces faits sont assurément peu nombreux, mais cela tient peut-être, en partie, à ce que la littérature médicale est pauvre sur le sujet qui nous occupe, et aussi à ce que les cas recueillis sont dus à des observateurs dont l'attention n'a pas été attirée sur ce point ; or le mode si souvent insidieux du début de l'érysipèle est bien fait pour laisser mal apprécier les conditions de son apparition.

Quoi qu'il en soit, nous ne pouvons dire si, plus fréquemment que dans les circonstances ordinaires, l'érysipèle de la face prend son origine sur une muqueuse, en d'autres termes, si l'agent morbide profite des lésions mêmes de la fièvre typhoïde pour envahir l'organisme.

En effet, la dothiénentérie comprend dans ses manifestations multiples une stomatite, une angine, une laryngite. Parfois, ces inflammations sont simplement érythémateuses, mais bien plus souvent la tendance ulcéreuse de la fièvre typhoïde se manifeste là comme ailleurs.

(1) Zuelzer. Ziemssen's Handbuch, II Band, I Theil, p. 411.

Griesinger a rencontré l'ulcération du larynx chez le quart de ses typhoïdiques ; le fait d'ailleurs est signalé par tous les auteurs, et tout récemment dans un travail spécial (1).

Mais dans l'impossibilité de dire si l'érysipèle utilise, en quelque sorte, la fièvre elle-même pour apparaître dans le cours de celle-ci, il est deux faits qu'il est au moins intéressant de rapprocher :

C'est après le vingt-unième jour que l'érysipèle se montre le plus fréquemment.

C'est à cette époque que paraissent les ulcérations des muqueuses : « Quand les ulcérations folliculeuses de l'arrière-bouche et du pharynx apparaissent, c'est du vingtième au quarantième jour ; elles siègent à la partie inférieure du pharynx, dans les follicules clos, au voisinage des replis aryténo-épiglottiques, et très exceptionnellement à la base de la langue » (Hutinel) (2).

(1) Dérignac. Déterminations de la fièvre typhoïde sur le pharynx et l'isthme du gosier. Thèse Paris, 1883.

(2) Hutinel. Loc. cit., p. 79.

SYMPTOMES.

Qu'il soit primitif, qu'il soit secondaire, l'érysipèle de lá face se traduit par un certain nombre de symptômes qui constituent son entité nosographique et que nous devons rappeler brièvement. Les uns sont locaux, les autres généraux.

Les régions envahies sont le siège d'un gonflement qui à la périphérie forme une saillie, une sorte de bourrelet tranchant nettement sur les parties saines. Ce bourrelet s'avance à mesure que l'érysipèle s'étend; et cet envahissement est tel que la totalité des téguments de la face et du cuir chevelu peut être atteinte. Seule, la région mentonnière est épargnée, grâce à sa disposition anatomique spéciale; des conditions inverses rendent les paupières le siège d'un gonflement tel qu'elles peuvent être absolument fermées.

En même temps que de l'œdème, les téguments présentent une coloration nouvelle d'un rouge vif le plus souvent, quelquefois brunâtre, plus rarement violacé. Le cuir chevelu garde sa coloration normale, si ce n'est toutefois chez les sujets chauves.

Enfin, il y a de la douleur variant depuis une simple sensation de cuisson jusqu'à une intensité très vive; partois spontanée, parfois seulement provoquée. Liée à l'existence de l'exsudat, elle est surtout vive dans les régions qui se laissent difficilement distendre, aux oreilles et au cuir chevelu, par exemple.

Les ganglions où aboutissent les lymphatiques de la région malade sont généralement engorgés. La tuméfaction, la rougeur, la douleur apparaissent simultanément ; l'engorgement des ganglions coïncide également avec les autres signes; mais il peut les précéder. On sait combien Chomel insistait sur ce point. On admet généralement que, dans ces cas, l'érysipèle occupe primitivement une muqueuse avant d'envahir les téguments.

Tels sont les symptômes locaux de l'exanthème; mais lorsqu'il se greffe sur le terrain typhique, ses manifestations ordinaires subissent-elles quelque modification?

Terriou, Griesinger, les auteurs du Compendium disent bien que souvent la douleur est nulle, que la rougeur est moindre que dans l'érysipèle primitif, qu'enfin, la tuméfaction est parfois peu marquée.

Mais M. Hervieux, plus explicite, n'hésite pas à dire que ces symptômes locaux « n'acquièrent jamais le degré d'intensité et ne présentent ni la forme grave, ni le caractère alarmant des érysipèles ordinaires. » Non seulement ces symptômes ne revêtent pas leur intensité normale, mais certains d'entre eux peuvent faire défaut.

La *rougeur*, ce premier signe qui attire l'attention, peut manquer. Les téguments présentent alors une pâleur mate sur toute la surface atteinte; et ce n'est qu'à la périphérie, aux points d'extension de la phlegmasie que l'on reconnaît une coloration rougeâtre.

Dans d'autres cas, il y a seulement une moindre intensité de coloration de la peau, qui est plutôt rosée que rouge.

La *tuméfaction* est la plupart du temps médiocre. On

ne remarque « jamais », dit M. Hervieux, ces œdèmes considérables qui caractérisent la plupart du temps les érysipèles de la face protopathique et qui défigurent complètement le malade. Parfois, le gonflement est si minime qu'il n'est sensible qu'à la périphérie de la région malade, où il est bien plus facilement perçu au toucher qu'à la vue. Ce signe, en l'absence ou en l'atténuation des autres symptômes, acquiert une importance considérable, et, faute de la rechercher avec soin, l'érysipèle peut passer inaperçu.

La *douleur* n'est pas moins variable dans son intensité. Lorsqu'elle existe, elle est plutôt sourde, obtuse, que lancinante comme dans les circonstances ordinaires ; mais il est d'autres cas où, au lieu de douleur à proprement parler, on ne rencontre guère que de la gêne et de l'engourdissement.

Quant à l'*engorgement des ganglions*, il est nul ou bien, s'il existe, il n'est que peu marqué.

Ainsi donc, les *symptômes locaux* de l'érysipèle sont, dans le cours de la fièvre typhoïde, le plus souvent modifiés, soit dans leur intensité, soit dans leur existence même.

Cependant, à côté de ces faits, nous devons dire que Chomel, Forget, De Larroque rapportent l'histoire de malades où ces symptômes locaux se sont montrés assez accentués. Plusieurs de ces cas ont pris place dans nos observations.

« Le peu d'intensité des phénomènes locaux est peut-être balancé par l'exagération prépondérante des *phénomènes généraux*. Il n'en est rien. Ces derniers n'acquièrent jamais le degré de violence particulier aux érysipèles graves survenus chez les individus à l'état de santé. Ces érysipèles ne provoquent pas les vives réactions sympathiques auxquelles on puisse attribuer la terminaison funeste qu'on observe presque toujours en pareil cas. » (Hervieux.)

On comprend combien facilement doivent passer inaperçus, dans le cours d'unefièvre typhoïde, les symptômes généraux qui annoncent d'ordinaire le début d'un érysipèle : malaise, céphalalgie, anorexie, etc.

Ce qui présenterait un grand intérêt, ce serait *la marche de la température* et les modifications apportées aux tracés ordinaires et de la fièvre typhoïde et de l'érysipèle. Malheureusement, une partie des matériaux de cette étude est antérieure aux travaux de Wunderlich ; dans l'autre, il n'est pas fait mention des recherches thermométriques. Nous ne possédons que le seul tracé du malade de notre observation inédite. Il s'agit d'une fièvre légère où, dès le sixième jour, la température s'abaisse au-dessous de 40° pour n'y plus remonter qu'une seule fois. C'est le huitième jour que parut l'exanthème, et cette apparition ne se traduisit par aucune élévation marquée de la température. Pendant les dix jours que dura l'érysipèle, la courbe, assez irrégulière, oscilla entre 37° et quelques dixièmes d'une part, d'autre part 39° et quelques dixièmes, mais sans atteindre souvent les 39°. La veille de la disparition, il était remonté à 39°,5 pour redescendre brusquement le lendemain matin à 37°.

Quant aux phénomènes nerveux réactionnels, nous trouvons assez fréquemment signalé le *délire*. Mais il est nécessaire de rechercher l'importance étiologique et, par suite, pronostique de ce symptôme. Assurément, le délire est un des signes de la méningite, et l'inflammation des méninges crâniennes peut être une complication de la phlegmasie des téguments de la face. Cette complication est beaucoup plus rare que ne le pensaient les auteurs anciens, elle est même exceptionnelle, et il faut se garder d'interpréter ainsi l'apparition du délire.

C'est, le plus souvent, un délire d'ordre purement sympathique que l'on trouve dans l'érysipèle comme dans les maladies graves, fièvres éruptives et autres. Il n'y a rien que de naturel de voir ce symptôme se présenter chez un malade déjà épuisé, atteint simultanément de deux maladies qui, chacune pour sa part, est susceptible de l'engendrer. Mais il ne faut pas attribuer une grande importance à ce symptôme qui, dans les limites dites, est bénin et ne vient en rien entraver la guérison.

Ainsi donc, les symptômes généraux sont peu marqués en général. Mais il ne faut pas conclure, comme le fait remarquer M. Hervieux, de l'absence ou de la nullité des symptômes réactionnels à l'*état général* ce dernier peut n'en être pas moins grave : il est quelque chose dans la cause génératrice de l'exanthème ; ceux-là ne sont que la conséquence non obligée de son apparition.

Et de fait, nous verrons au pronostic que ce qu'il faut avoir surtout en vue, c'est moins l'érysipèle en lui-même que la manière d'être d'un sujet déjà atteint par la fièvre typhoïde.

MARCHE, DURÉE, TERMINAISON DE L'ÉRYSIPÈLE.

L'érysipèle de la face, indépendant de tout état morbide antérieur, présente dans sa marche trois variétés principales.

Il est *fixe*, c'est-à-dire qu'il reste limité à l'endroit où il est primitivement apparu : c'est le plus rare. D'autres fois, et de beaucoup le plus fréquemment, il est dit *serpigineux;* c'est lorsque l'exanthème gagne de proche en proche les parties voisines, de sorte que la plaque érysipélateuse peut finir par envahir toute la face, le cuir chevelu et même toute la tête. Enfin, on appelle *ambulant* l'érysipèle qui, au lieu de s'étendre progressivement, saute, pour ainsi dire, d'un point à un autre et occupe diverses régions séparées entre elles par des surfaces indemnes : cette variété est plus rare que la précédente.

Ces trois modes de l'érysipèle se rencontrent dans le cours de la fièvre typhoïde comme dans l'affection protopathique. M. Hervieux dit que la forme la plus fréquente est la serpiginieuse et, en second lieu, l'ambulante. Tel est aussi l'avis des quelques autres auteurs qui se prononcent à ce sujet : il n'y a donc là rien de spécial à signaler.

Quel que soit le mode d'extension de l'érysipèle, il peut envahir les muqueuses voisines, de même que nous l'avons vu, par une marche inverse, né sur une muqueuse, n'envahir les téguments que consécutivement. Alors, s'il atteint le pharynx et les bronches, il donne lieu à des phénomènes nouveaux, véritables complications, dont nous parlerons en traitant de celles-ci. Mais, d'une façon générale, « l'érysipèle qui rentre est bien plus grave que celui qui sort. » (Professeur Cornil.)

La durée de l'érysipèle primitif est très variable. Elle est d'une quinzaine de jours en moyenne (Grisolle) — de sept à quatorze (Dieulafoy) — pas moins de huit à neuf; variable entre sept et vingt-huit jours (M. Raynaud).

Plusieurs auteurs s'accordent à dire que l'érysipèle secondaire à la fièvre typhoïde a une marche plus rapide que la marche normale ordinaire, et, par suite, une durée moindre. M. Hervieux parle même de faits où l'érysipèle, paru le matin, serait arrivé à son maximum le soir, et aurait disparu complètement le lendemain, sans laisser de traces. Mais, s'agit-il bien là de véritables érysipèles? C'est un point que nous examinerons au chapitre du diagnostic.

La plupart des érysipèles se terminent par *résolution* : l'épiderme se détache sous formes de plaques et de furfures. Cependant, l'érysipèle peut encore se terminer par *suppuration* et par *gangrène*. La suppuration peut occuper seulement la peau dans son épaisseur; alors, on trouve au-dessous de l'épiderme du pus au lieu de sérosité. Ce fait n'a qu'une importance minime. Mais, parfois, c'est le tissu cellulaire sous-cutané qui est envahi; alors il y a véritable phlegmon qui comporte en lui-même une gravité nouvelle. Enfin, avons-nous dit, l'érysipèle peut se terminer encore par gangrène; c'est ce qui se voit surtout dans les régions où la peau est mince, fine, et lorsqu'elle est doublée de tissu cellulaire lâche; les paupières, par exemple.

L'état particulier créé par la fièvre typhoïde rend-il plus fréquent un quelconque de ces modes de terminaison ?

Terriou a observé que, dans le cours de la fièvre typhoïde, l'érysipèle se termine « quelquefois par résolution, plus souvent par suppuration, rarement par gangrène. »

Pour Forget, la suppuration et la gangrène seraient plus rares qu'on ne l'a prétendu.

Par contre, les auteurs du Compendium admettent la terminaison par gangrène.

Fabre, Griesinger signalent la gangrène comme une terminaison fréquente.

M. Hervieux est d'un avis opposé.

La question est donc discutée. Parmi les cas que nous rapportons, la mortification des tissus est signalée une fois (observ. V.)

Cependant, la marche de l'érysipèle, en général, peut être modifiée et, par suite, le pronostic aggravé, par certaines complications.

Il en est d'un ordre auquel nous avons déjà fait allusion et qui résultent de l'extension de l'érysipèle aux muqueuses voisines. C'est ainsi qu'on peut observer des bronchites, des pneumonies à gravité sur laquelle il est inutile d'insister. On peut encore voir une amygdalite, un œdème de la glotte venant apporter un obstacle tout mécanique aux conditions normales de l'existence. Jenner nous fournit deux cas de ce genre (observ. X et XI).

Mais cette marche n'a rien de particulier à la fièvre

typhoïde et n'emprunte à cette circonstance aucune fréquence plus grande ; aussi la gravité qui ressort de ces cas ne peut en rien être imputée à la dothiénentérie.

C'est à cet ordre de complication qu'il faut rattacher la phlegmasie méningée par propagation de l'inflammation suivant les vaisseaux.

A côté de ces complications, il en est d'autres, liées à l'érysipèle lui-même, à son génie morbide; ce sont les phlegmasies à distance : les pleurésies, les lésions cardiaques, la néphrite.

En réalité, toutes ces complications sont rares dans l'érysipèle primitif ; elles n'acquièrent pas une plus grande fréquence dans l'érysipèle deutéropathique. De Larroque parle bien des accidents secondaires de l'érysipèle survenu dans le cours de la fièvre typhoïde ; mais, outre que les autres auteurs sont muets à cet égard, nous n'avons rencontré ces complications dans aucune observation.

Ainsi donc, en résumé, d'après ce que nous avons vu des symptômes et de la marche, nous pouvons conclure que l'érysipèle survenu dans la fièvre typhoïde est, le plus souvent, bénin *en lui-même*. Mais cette conclusion ne préjuge en rien du pronostic général que nous aurons à porter sur la survie d'un malade atteint de fièvre typhoïde chez lequel apparaît un érysipèle.

PRONOSTIC.

Le pronostic général de la fièvre typhoïde est des plus variables suivant les cas. La moyenne de la mortalité est de 18 à 20 0/0 (Murchison, Griesinger), de 20 0/0 (Jaccoud).

Quant à l'érysipèle primitif de la face, c'est une maladie très bénigne, sauf les cas de complications qui, d'ailleurs, sont rares.

En est-il de même de l'érysipèle secondaire à la fièvre typhoïde?

L'érysipèle a pu être considéré comme ayant une influence salutaire dans certaines circonstances. Le fait est hors de doute pour des cas d'éléphantiasis, d'ulcères, de chancres phagédéniques rebelles. M. Raynaud, MM. Després, Fournier et bien d'autres auteurs ont rapporté des observations de ce genre. Mais il s'agissait là d'affections cutanées subissant, de la part de l'érysipèle, une sorte d'action thérapeutique substitutive. Peut-il en être de même lorsque, au lieu d'une affection localisée, il s'agit d'une maladie générale?

Certains auteurs semblent le croire. Alph. Leroy dit : « Si, dans le cours d'une fièvre aiguë, il survient à un malade un érysipèle soit à la face, soit aux jambes, une telle éruption est ordinairement avantageuse, quelquefois même entièrement critique. » Zehetmayer, Dietl, Zuccarini citent des cas où l'apparition de l'érysipèle dans le cours d'une fièvre typhoïde a été suivie d'une amélioration et d'un bien-être général (Hutinel). Sans aller aussi loin, Griesinger dit que l'érysipèle ne constitue qu'une complication sans danger.

Ce sont là les seuls auteurs, croyons-nous, qui accordent à l'apparition de l'érysipèle un pronostic bénin ; tous les autres, bien qu'à des degrés divers, lui reconnaissent une influence fâcheuse.

Fabre, dans le Dictionnaire des dictionnaires, s'élève contre la qualité critique de ces érysipèles ; il les considère comme étant « du plus fâcheux augure ».

Grisolle dit que l'érysipèle secondaire constitue une circonstance fâcheuse, « car s'il n'est pas assez grave pour entraîner la mort par lui-même, il affaiblit tellement les malades qu'il accélère ou provoque le terme fatal. Les typhiques succombent au moins dans la moitié des cas ».

M. Raynaud regarde l'apparition d'un érysipèle à titre de complication secondaire, dans les maladies graves, comme étant bien plus fâcheuse que celle d'un érysipèle ordinaire. « D'une excessive gravité, il est le précurseur d'une mort prochaine ».

Les auteurs du Compendium, Chomel, Valleix, M. Hervieux formulent également un pronostic sévère.

Nos recherches dans les auteurs nous donnent sur 21 cas, sans autre détail, les résultats suivants :

Chomel (1).........	2 cas.	2 morts.	» guérisons.
Liebermeister (2)....	10 —	» —	10 —
Murchison (3).......	9 —	4 —	5 —
	21 cas.	6 morts.	15 guérisons.

Si l'on joint à cela les observations que nous rapportons et qui fournissent :

15 cas.	10 morts.	5 guérisons.

on a comme total :

36 cas.	16 morts.	20 guérisons.

Les résultats de cette statistique restreinte, au sujet de laquelle nous rappelons les réserves déjà faites, nous portent à formuler un pronostic grave, bien que dans des termes ne correspondant pas absolument à l'opinion de Grisolle et de M. Raynaud.

Mais, une fois cette gravité admise d'une façon générale pour un typhique atteint d'érysipèle secondaire, il il faut se demander, avec M. Hervieux, où siège cette gravité.

Dans l'érysipèle lui-même?

Rien dans les symptômes locaux, ni dans les symptômes généraux ne semble justifier cette opinion. Les complications, qui seules viennent modifier la terminaison heureuse de l'érysipèle primitif, semblent encore plus rares dans l'érysipèle secondaire.

Valleix s'exprime ainsi : « Il ne faut pas croire que l'érysipèle détermine la mort par lui-même. Les auteurs ont

(1) Chomel. Loco citato. Chomel a bien observé 4 cas ; mais deux de ceux-ci sont rapportés parmi les observations.

(2) Liebermeister. Loc. cit.

(3) Murchison. Loc. cit.

remarqué que les malades succombaient lorsque l'érysipèle était arrivé à la desquamation depuis plusieurs jours ».

M. Hervieux n'est pas moins explicite à cet égard.

Mais si l'érysipèle est bénin en lui-même, il est symptomatique d'un état grave qu'il contribue encore á compliquer. La gravité de la situation réside dans l'état général du malade, dans la situation particulière d'épuisement produit par la maladie primitive et principale, situation que ne pourra qu'accentuer encore l'affection secondaire.

Ainsi donc, toute la question paraît être dans le terrain, et l'érysipèle semble avoir perdu son autonomie. C'est la fièvre typhoïde dans le cours de laquelle il apparaît qui impose le pronostic, et celui-ci sera d'autant plus sérieux que la dothiénentérie aura elle-même un aspect grave et revêtira une forme adynamique. Si le malade meurt, le plus ordinairement il ne succombe pas en réalité à l'érysipèle, mais bien, avec un érysipèle, à un état général grave, vraie cause de mort et dont l'érysipèle n'est qu'une expression.

DIAGNOSTIC.

Il ne saurait rentrer dans notre cadre d'étude d'exposer comment on distinguera l'érysipèle de la face de chacune des affections avec lesquelles il pourrait, tout d'abord, être confondu : les érythèmes, l'eczéma rubrum, etc... Qu'il soit primitif, qu'il soit secondaire, l'érysipèle se différencie par les mêmes signes qui sont sa caractéristique.

Cependant, nous avons vu que l'érysipèle secondaire à la fièvre typhoïde est souvent peu accentué et même manque parfois de certains de ses éléments de diagnostic : de là résulte une source possible d'erreur.

La rougeur, la douleur subissent des variations diverses tant dans leur intensité que dans leur existence même; mais il est un symptôme constant : la tuméfaction. Ce gonflement lui-même peut, il est vrai, être si minime qu'il n'est guère perçu, parfois, qu'au toucher, sous forme de bourrelet siégeant à la périphérie de la région atteinte. Il suffit d'avoir ces faits présents à l'esprit pour éviter, par une observation minutieuse, de méconnaître un érysipèle se développant dans de telles conditions.

Ces mêmes particularités de symptomatologie peuvent conduire à admettre un érysipèle là où il n'existe pas.

En effet, à côté des érysipèles secondaires, vrais, légitimes, « il en est d'autres, peut-être plus nombreux, qui, journellement désignés sous ce nom, ne me paraissent nullement le mériter. Ce sont ces plaques livides, à pourtour indécis, qui se montrent au visage dans la période ultime des typhus et des autres fièvres malignes, et qui n'ont souvent que quelques heures de durée. Le diagnostic de ces pseudo-érysipèles avec l'érysipèle vrai est à peu près impossible au début ; la marche seule permet de l'établir » (M. Raynaud) (1).

C'est dans cette catégorie de pseudo-érysipèles que nous croyons devoir ranger ces cas rapportés dans un chapitre précédent, où certains auteurs parlent d'érysipèles survenus un matin et complètement disparus le lendemain, sans laisser aucune trace. Ce sont là des angioleucites toutes locales, privées de spécificité, ce second élément constitutif de l'érysipèle dont, dès lors, elles doivent être distinguées.

On a bien dit que le caractère distinctif entre la lymphangite simple et la lymphangite érysipélateuse était la présence d'un liseré. La lymphangite vulgaire ne présenterait pas de liseré parce que, rapidement et d'emblée, elle s'étend à plusieurs groupes de lymphatiques, en nappe uniforme. L'érysipèle, au contraire, s'avance par plaques occupant des groupes ou départements de capillaires réunis en réseaux autour de troncs d'un volume plus considérable ; au moment où un département se prend, il fait une saillie dont le rebord constitue le liseré.

Quoi qu'il en soit de l'explication, la valeur prêtée

(1) Maurice Raynaud, Dictionnaire pratique, Erysipèle, p. 77.

à ce liseré est bien exagérée; on le rencontre dans d'autres angioleucites que celle de l'érysipèle, par exemple dans celle due à une piqûre anatomique (M. Raynaud) (1).

En sorte que le seul élément positif de diagnostic reposera sur la marche et surtout sur la terminaison de l'érysipèle.

(1) Maurice Raynaud. Communication à la Société médicale des hôpitaux, séance du 14 février 1873.

NATURE DES RAPPORTS DES DEUX MALADIES.

En 1826, Rayer (1) reconnaît un érysipèle sympathique qui est le résultat indirect d'agents morbides dont l'action s'est primitivement portée sur d'autres organes. Parmi ces causes, il signale « toutes celles qui tendent à produire l'inflammation de l'estomac et de l'intestin. »

La même idée se retrouve dans le traité de Cazenave (2) qui a rencontré souvent l'érysipèle chez les individus « affectés d'irritation chronique des voies digestives. « L'exanthème se montre très fréquemment encore dans le cours des affections gastro-intestinales aiguës. »

Faut-il donc admettre que la fièvre gastro-entérique, l'entérite folliculeuse ait une influence directe sur la production de l'érysipèle?

Mais, avant tout, il nous faut bien établir la nature propre de chacune des affections : Qu'est-ce que l'érysipèle? Qu'est-ce que la fièvre typhoïde?

Une des caractéristiques de l'érysipèle est un élément inflammatoire local. Ce fait dont on a d'abord seul tenu compte a fait ranger la maladie parmi les phlegmasies. « L'érysipèle est aux capillaires lymphatiques ce que le

(1) P. Rayer. Traité théorique et pratique des maladies de la peau, 1826, t. I, p. 108.

(2) Alphée Cazenave et E. Schedel. Abrégé pratique des maladies de la peau, 3e édition, 1838.

phlegmon est aux capillaires veineux (Després). » Puis, on a reconnu que l'état local était lié à un état général ; que, d'autre part, la maladie tranchait avec les phlegmasies franches par ses allures, sa marche, sa contagiosité, son épidémicité dans certains cas. Dès lors, l'érysipèle fut regardé comme une maladie générale, caractérisée par deux éléments, l'un inflammatoire local, l'autre spécifique. De nombreux travaux ont été entrepris pour déterminer la nature du principe infectieux (Hueter 1868 (1), Nepveu, 1868-1872 (2), Orth, 1873 (3), professeur Bouchard, 1881) (4). Le résultat de ces recherches est que l'élément spécifique de l'érysipèle est constitué par le bacterium punctum ou plutôt par un micrococcus soit isolé soit le plus souvent en chapelets.

Pour ce qui est de la fièvre typhoïde, l'agent spécifique n'est pas encore nettement défini, malgré les travaux de Klebs, Eberth, Wernisch, Koch et bien d'autres auteurs. Mais si les moyens actuels de recherches n'ont pas encore permis d'isoler, d'une façon irréfutable, le principe même de la maladie, il n'en est pas moins vrai que tous les cliniciens s'accordent pour ranger la fièvre typhoïde dans les maladies infectieuses.

Nous nous trouvons donc en face de deux maladies infectieuses. Il y a lieu de se demander si elles ont entre elles quelque lien.

(1) Hueter. Medical Centralblat, 1868, n° 35.

(2) Nepveu. Gaz. méd. Paris, 1872 (n° 3). Société de Biologie.

(3) Orth. Experimental path. und pharm. Leipzig, 1873.

(4) Ch. Bouchard. Leçons inédites. (Cours de pathologie générale Maladies infectieuses.)

La pathologie fournit un exemple de relation intime entre deux maladies infectieuses : l'érysipèle et la fièvre puerpérale. Ces rapports, basés sur l'identité de l'étiologie sur la similitude si complète qu'on voit souvent leur alternance, l'une des deux affections pouvant développer l'autre, sur les mêmes symptômes généraux, sur la contagion des deux affections, se faisant de la même façon, ces rapports établis par Underwood, P. Dubois, Moreau Holmes, Hutchinson, Lorain, Stolz, etc., sont aujourd'hui admis par tous les auteurs.

Peut-on supposer des relations semblables entre l'érysipèle et la fièvre typhoïde? Au premier abord, on n'oserait formuler une assimilation semblable. Toutefois, cette opinion a été émise en 1873 à la Société médicale des hôpitaux, par M. Raynaud (1).

M. Raynaud fait remarquer que l'érysipèle facial, à l'état épidémique, se développe toujours au milieu d'autres épidémies, de sorte que l'érysipèle ne surviendrait pas à l'état d'épidémie primitive, mais à l'état d'épidémie secondaire. Ce fait, ajoute-t-il, est exact pour la coexistence des épidémies d'érysipèle facial et de fièvre typhoïde, mais nous sommes mal placés pour dire s'il existe entre elles un rapport direct, la fièvre typhoïde étant endémique toute l'année dans nos régions.

« J'imagine, dit M. Raynaud, que le même agent qui, pénétrant directement dans le sang ou absorbé par les voies respiratoires, produirait les maladies infectieuses

(1) M. Raynaud. De la nature de l'érysipèle et de ses relations avec les maladies infectieuses. Soc. méd. des hôp., 14 févr. 1873. — Union médicale, 27 févr. 1873, p. 286.

citées plus haut (pourriture d'hôpital, dyssenterie, typhus, fièvre typhoïde, etc...), produit un érysipèle lorsqu'il pénètre dans l'économie par un traumatisme intéressant les vaisseaux lymphatiques. L'agent morbide est le même, mais la porte d'entrée diffère. L'infection qui, dans le premier cas, se produit directement, n'arrive que secondairement dans l'autre. »

Si, d'apres la théorie de M. Raynaud, le même principe peut donner ou l'une ou l'autre des affections, la coexistence des deux maladies pourrait s'expliquer naturellement par l'introduction simultanée de l'agent morbide par les deux voies différentes, chez le même sujet. Alors, dans ce cas, pourrait-on attribuer le peu d'intensité des phénomènes locaux et généraux habituel à l'érysipèle secondaire, à l'atténuation du principe septique qui aurait dépensé sa plus grande énergie dans la maladie première et principale ?

Tout cela n'est qu'hypothèse, et cette hypothèse, comme d'ailleurs le fait remarquer M. Raynaud lui-même, implique la multiplicité de l'érysipèle au point de vue de l'étiologie, et, par conséquent, de sa nature intime. Or, cette opinion est loin d'être admise; elle semble infirmée par les travaux micrographiques que nous avons signalés plus haut.

Mais, si l'on ne peut reconnaître aux deux maladies des rapports aussi intimes, s'il n'y a que simple coïncidence, celle-ci est-elle toute fortuite, ou bien l'apparition de l'affection secondaire est-elle favorisée par la maladie primitive ?

L'apparition de l'érysipèle se faisant de préférence

dans les formes graves adynamiques de la fièvre typhoïde, et principalement à la fin de la maladie, la subordination complète, pour ainsi dire, du pronostic de vie ou de mort à l'état général du sujet, semblent rendre vraisemblable la seconde hypothèse.

En sorte que voici ce que l'on pourrait dire : le malade, profondément atteint dans son économie par l'attaque de la fièvre typhoïde, a perdu ses moyens de résistance normaux ; il supportera mal une nouvelle attaque. Si, dans ces conditions, il est mis en présence de nouveaux principes infectieux, il offre une aptitude spéciale à l'infection ; il est en état de réceptivité.

S'il en est ainsi, on doit retrouver l'érysipèle dans des circonstances analogues, dans les affections qui amènent une profonde altération de l'organisme, sans que ces affections soient fatalement infectieuses. Or, en effet, c'est ce qui arrive dans le cours de la tuberculose, du diabète, des affections rénales, toutes maladies cachectisantes. Et, assurément, il ne viendra pas à l'idée d'établir une relation directe, immédiate entre ces affections, même la tuberculose, maladie parasitaire, et l'érysipèle.

Quelque vraisemblable que cela paraisse, ce n'est encore qu'une hypothèse ; mais il paraît bien impossible actuellement de résoudre, d'une façon positive, ce qui constitue un des problèmes les plus difficiles de la pathologie générale.

TRAITEMENT.

Les médications empiriques les plus diverses et les plus opposées ont été instituées contre l'érysipèle de la face. Parmi les moyens mis en usage, nous ne ferons que signaler, sans insister, les émollients, les émissions sanguines, les caustiques, les vésicants, l'électricité faradique, etc...

Certains cliniciens, guidés par une méthode rationnelle, ont cherché à atteindre le principe infectieux de la maladie; et, dans ce but, ont employé les médicaments réputés antiseptiques : le sulfate de quinine, le perchlorure de fer, l'iodure de potassium, l'acide phénique, ou par les voies digestives ou par la voie hypodermique.

Mais, soit que la matière médicale soit peu avancée sur le chapitre des antiseptiques, soit pour tout autre cause, les résultats n'ont pas répondu à l'attente.

Dès lors, c'est à l'expérience clinique qu'il faut s'adresser.

« Pour moi, dit Trousseau (1), je m'abstiens de toute espèce de traitement. L'expectation, voilà ma médecine dans l'érysipèle de la face, et, parmi le grand nombre d'érysipèles que j'ai vus, trois, tout au plus, ont eu une terminaison fatale; dans tous les autres cas, la maladie s'est éteinte d'elle-même. »

Cette manière de voir est aujourd'hui admise par le

(1) Trousseau. Loc. cit., p. 242.

plus grand nombre des cliniciens. Le professeur Jaccoud insiste particulièrement sur cette règle de conduite et sur le résultat souvent nuisible d'une intervention intempestive.

Ainsi, le traitement de l'érysipèle protopathique consiste dans l'abstention, abstention armée.

Mais, à plus forte raison, cette règle de conduite s'appliquera à l'érysipèle secondaire s'il est lié, comme nous l'avons dit, à un état général dont il est, jusqu'à un certain point, l'expression. C'est cet état général, avons-nous dit encore, qui constitue le danger exclusivement, à part les cas, rares d'ailleurs, de complications de l'exanthème. C'est vers lui que devront donc se porter les efforts de la thérapeutique.

On remplira ce but par une diététique rationnelle, les toniques, les stimulants, dont l'emploi sera proportionné aux indications judicieusement déduites de chaque cas en particulier.

OBSERVATIONS

Observation I.

(Empruntée à Léonard Terriou et résumée) (1).

La fille Joly, vers le milieu d'août 1806, éprouva des symptômes d'embarras gastrique qui la déterminèrent à entrer à l'hôpital. Langue sèche avec enduit très épais. Peau sèche et chaude. Pouls fréquent et dur. Douleur abdominale. Délire.

9e jour de la maladie. Frisson.

10e jour. Joue et oreille droites rouges, tuméfiées, douloureuses, paupières fermées par suite du gonflement.

11e jour. Langue très rouge, entièrement sèche, délire violent.

12e jour. Erysipèle étendu à tout le visage qui est fortement tuméfié. Délire. Langue sèche partout, rouge sur les bords, brune à la base et sur la ligne médiane.

13e jour. Propagation de l'érysipèle au cou, au dos, au cuir chevelu. Figure plus gonflée encore que la veille, d'un rouge obscur. Délire persistant. Langue fuligineuse.

14e jour. Erysipèle dissipé à l'oreille, mais les paupières sont toujours tuméfiées.

15e jour. Peu de changement dans la fièvre adynamique somnolence. Desquamation.

16e, 17e, 18e jours. Abcès des paupières supérieures. Amélioration.

Du 19e au 38e jour, la maladie a marché vers la convalescence qui n'a été troublée par aucune rechute.

Observation II.

(Empruntée à Terriou et résumée) (2).

Roil (Catherine), 32 ans, entre à l'Hôtel-Dieu le 15 mai 1807. Depuis trois jours douleurs sourdes dans tout le corps et inaptitude au travail.

(1) Terriou. Loco citato, p. 10.
(2) L. Terriou. Loco citato, p. 14.

3e jour de l'invasion de la fièvre. Erysipèle occupant le front et la joue, à gauche. Les deux paupières sont atteintes et fermées par suite du gonflement, le soir même. Coloration rouge obscure. Accablement général, pas ou peu de douleur.

4e jour. Erysipèle étendu à partie supérieure du cou et partie supérieure de la tête. Pouls fréquent et dur. Ouïe obtuse, langue noire. Délire.

6e jour. Fluctuation des paupières. Phlyctène au cou. Etat comateux. Pouls fréquent.

7e jour. Mort.

Autopsie. — Intestin congestionné avec des ulcérations de place en place.

Observation III.

(Empruntée à Chomel et résumée) (1).

David, 28 ans, taillandier, à Paris depuis deux ans, fut pris le 15 novembre 1830, de céphalalgie, malaise général, fièvre, diarrhée. Il entre à l'hôpital le 23 novembre, salle Sainte-Madeleine n° 32.

Diagnostic : fièvre typhoïde au 8e jour.

Prostration, céphalalgie, insomnie, etc. La maladie suit sa marche ordinaire ; rien de spécial à signaler.

Le 19 décembre (34e jour de la maladie). Erysipèle de la face qui « continue ses progrès quoique d'une manière peu active » jusqu'au 36e jour (21 décembre) où le malade succomba sans avoir éprouvé de délire pendant sa longue maladie.

Observation IV.

(Empruntée à Chomel et résumée (2).

Pogé, mercière, 23 ans. Constitution faible, teint blafard, embonpoint ; cependant pas de malaises antérieurs. Réside à Paris, depuis six mois. Est prise le 7 août 1831 de céphalalgie, fièvre douleur abdominale, diarrhée, vomissements.

(1) Chomel. Leçons de clinique médicale, t. I, p. 157 (obs XII).
(2) Chomel. Idem, t. I, p. 361 (obs. XXX).

Elle entre à l'Hôtel-Dieu, salle Saint-Lazare, lit n° 15.

Diagnostic : fièvre typhoïde. Prostration, météorisme abdominal, taches rosées, etc.

La maladie suit son cours.

Le 27e jour de la maladie : amélioration, stupeur disparue, selles liquides moins fréquentes, un peu de délire. Lèvre supérieure volumineuse. Ganglions sous-maxillaires tuméfiés.

Le 28e jour. Erysipèle qui, parti du nez et de l'oreille, continue sa marche et envahit le côté droit de la face, le cou, et une partie du cuir chevelu.

Le 34e jour. L'érysipèle a presque complètement disparu sans laisser de traces. Stupeur qui approche du coma. Epistaxis légère.

Le 35e jour. Mort.

Autopsie. — Méninges légèrement injectées. Substance cérébrale normale.

Observation V.

(Empruntée à Forget et résumée) (1).

Femme de 40 ans, servante, d'une forte constitution. Prise depuis quinze jours de malaises, nausées, diarrhée, céphalalgie, vertiges, fièvre, entre à l'hôpital le 31 octobre 1838.

La maladie suit son cours « sous la forme lente nerveuse » pendant tout le mois de novembre. Prostration.

28 novembre. Un peu de douleur à l'angle des mâchoires.

1er décembre. Erysipèle occupant les joues. Langue rouge fendillée. Pouls fréquent, peau sèche et chaude.

Les 2 et 3. Erysipèle progresse, toute la face est rouge et tuméfiée. Les yeux sont fermés par le gonflement des paupières. Même état général.

Le 5. La résolution commence. Prostration. Pouls fréquent.

Le 7. Tuméfaction bornée aux paupières. La paupière supérieure droite est en partie frappée de mortification. L'état général s'améliore.

Le 9. L'eschare se détache. Etat général meilleur, mais la prostration persiste.

(1) Forget. Traité de l'entérite folliculeuse (fièvre typhoïde), 1841, p. 431, obs. LXI.

Le 10. La malade est plus éveillée ; les forces reviennent. Pouls très fréquent. Langue moins rouge.

Les jours suivants, les forces reviennent. La convalescence s'effectue lentement, traversée par quelques retours de diarrhée, si bien que la malade ne peut quitter l'hôpital que dans les derniers jours de janvier 1839, après trois mois de maladie.

Observation VI.

(Empruntée à De Larroque et résumée) (1).

Bénard, 26 ans, cordonnier, entre le 18 juillet 1836, à l'hôpital pour une fièvre typhoïde.

Le 18 juillet. Taches rosées. Météorisme abdominal. Réponses lentes etc.

Rien de spécial à signaler.

Le 9 août. L'amélioration est telle que le malade prend des aliments.

Fin d'août. A la suite d'un travail physique, frisson et inappétence. Le lendemain, il se déclare un érysipèle qui envahit toute la face avec rapidité, mais respecta le cuir chevelu. Symptômes cérébraux très graves qui mirent la vie du malade en danger. Parotidite suppurée. La résolution de la tumeur demanda un mois. Le malade sortit guéri, le 2 novembre.

Observation VII.

(Empruntée à De Larroque et résumée) (2).

Dudonnet, menuisier, 19 ans, de bonne constitution, malade depuis cinq à six jours, entre à l'hôpital Necker, salle Saint-Jean, lit n° 38, le 25 septembre.

Le 25 septembre. Céphalalgie. Fiévre, diarrhée, abattement. Taches rosées, etc.

Le 1er octobre. Beaucoup de délire.

Le 10. Amélioration.

(1) J.-B. De Larroque. Traité de la fièvre typhoïde, 1847, t. II, p. 178 (obs. IV).

(2) J.-B. De Larroque. Loc. cit., t. II, p. 538 (obs. C).

Le 12. Agitation nocturne. Erysipèle du nez. Langue sèche.

Le 13. L'érysipèle atteint le front, les paupières qui sont assez gonflées pour empêcher complètement la vision. Etat général aggravé. Prostration considérable. P. 84. Peau sèche, terreuse.

Le 14. L'érysipèle pâlit, sans avoir fait aucun progrès. Deux abcès à la région sacrée.

Le 15, et jours suivants. Les dernières traces de l'érysipèle disparaissent. Mais les abcès se multiplient, on dirait une diathèse de suppuration. Adynamie portée à l'extrême degré.

3 novembre. Mort par suite de l'épuisement et du marasme, causés par la suppuration.

Observation VIII.

(Empruntée à De Larroque et résumée) (1).

Golerville, épicier, 20 ans, à Paris depuis 15 mois, pris depuis huit jours de céphalalgie, courbature, vertiges, épistaxis, entre le 12 novembre à l'hôpital Necker, salle Saint-Jean, lit 15.

12 novembre. Taches rosées. Excitation marquée.

Le 24. « A la forme inflammatoire de la première période a succédé un état adynamique très prononcé. »

Le 25. Mortification de la région sacrée.

1er décembre. Assoupissement très profond. Narines pulvérulentes. Impossibilité d'obtenir un mot ou un signe d'intelligence. Peau ardente, desséchée, terreuse. Soubresauts des tendons. Pouls 120, très petit.

Gonflement et rougeur érysipélateuse du nez, qui est tendu et luisant. L'érysipèle progresse et envahit la joue de chaque côté. Rougeur peu marquée, mais gonflement considérable. Somnolence très marquée. Eschare au niveau du grand trochanter gauche.

Visite du soir. — Résolution complète. Pouls, 125. Coma. Mort.

(1) De Larroque. Loc. cit., t. II, p. 552 (103e obs.).

Observation IX.

(Empruntée à De Larroque et résumée) (1).

Beauvais, 19 ans, maçon, excellente constitution, éprouve depuis huit jours des douleurs dans les membres, de l'anorexie, de la céphalalgie, de la diarrhée, des épistaxis, des vertiges. Il entre à l'hôpital Necker le 10 juillet 1837.

Le 10 juillet. Taches rosées, etc. Jusqu'à la fin de juillet, délire, somnolence, stupeur, prostration à des degrés divers.

Le 27. Glossite.

Le 4 août. Glossite disparue. Agitation augmentée. Même état jusqu'au 7.

Le 7. Erysipèle de la face peu intense.

Le 8. Mort subite à 9 heures du soir.

Les résultats de l'autopsie sont restés obscurs.

Observation X.

(Empruntée à W. Jenner et résumée) (2).

Mary W..., âgée de 42 ans, née à Londres.

Délire, prostration, Insomnie, surdité. Pouls fréquent, etc..

Le 20e jour. Le pouls, qui n'avait jamais dépassé 108, tomba à 96.

Disparition des taches.

Le 21e jour. Apparition d'un érysipèle occupant l'extrémité du nez, et surtout le pharynx et le larynx.

Le 22e jour. Nez légèrement rouge et tuméfié. Respiration par le nez bruyante. Pas de toux. Expiration prolongée. Légère sensibilité du larynx. Difficulté de la déglutition. Pouls 120.

23e jour. Amélioration sous tous les rapports. P. 100. Moins de dysphagie. Disparition de la rougeur du nez et de la sensibilité du pharynx, mais vomissement d'un liquide jaunâtre.

Le soir. La respiration redevient bruyante.

(1) De Larroque. Loc. cit., t. II, p. 557 (104e obs.).

(2) W. Jenner. The medical Times, vol. XXI (Typhoïd fever, etc. Illustrated by cases collected at the bed-side, case 22), p. 132.

Le 24e jour. P. 126. Respiration laryngée bruyante. Voix voilée. Amygdales et voile du palais rouges, gonflés. Dysphagie.

Le 28e jour. P. rapide, dépassant 150. Respiration 44. Frottement de la plèvre droite, etc. Toux faible, conjonctives pâles. Pupilles dilatées, délire. Sueurs profuses depuis 8 heures du soir jusqu'à la mort, qui arriva à 4 heures mois un quart du matin, le 29e jour de la maladie. Perte de la parole pendant les 34 dernières heures.

Observation XI.

(Empruntée à W. Jenner et résumée) (1).

Emma F..., âgée de 20 ans, domestique, entre à l'hôpital des Fiévreux de Londres, le 20 août 1848.

Frissons, céphalalgie, diarrhée. Douleur abdominale, anorexie, langue saburrale. Rate fortement hypertrophiée. Tâches rosées. Convalescence entre le 30e et 40e jour.

Récidive le 44e jour. Pouls fréquent, diarrhée, taches rosées. Seconde convalescence vers le 57e jour.

Le 75e jour. Obstruction intestinale subite.

Le 79e jour. P. seulement à 100 et à peine légère sensibilité de l'abdomen.

Le 80e jour. Commencement de la convalescence. Apparition d'un érysipèle de la face, d'abord limité au côté droit.

Le 81e jour. Difficulté dans la déglutition. Amygdales rouges et tuméfiées. De ce jour jusqu'à la mort, l'érysipèle fait des progrès.

Il survient un violent délire. La dysphagie augmente.

Le 85e jour. Propagation de l'érysipèle du pharynx au larynx. Voix rauque, inspiration prolongée.

Le 86e jour. Vers midi : convulsions. Contractures des membres. Ecume à la bouche. Respiration fréquente et stertoreuse. P. imperceptible.

Mort à 5 heures 1/2.

(1) W. Jenner. Loc. cit. (New Series, october 19, 1850, n° 16, case 34, p. 405.

Observation XII.

(Empruntée à Chédevergne et résumée) (1).

Mosquet, 24 ans, jardinier, entre le 15 août à la Maison de santé, 3e étage, chambre 28, lit 1. Malade depuis 15 jours. Alité depuis 8 jours. Diagnostic : fièvre typhoïde.

Le 17 août. Epistaxis. Taches rosées, diarrhée.

Le 20. Subdélirium. Hémorrhagies intestinales (1 litre 1/2).

Les 21 et 22. Hémorrhagies intestinales, mais peu abondantes.

Les 23 et 24. Selles sanglantes. P. 108.

Le 24 s. Nez gonflé et rouge jusqu'à 2 centimètres de la racine où il existe un rebord de coloration jaunâtre. Erysipèle. Il n'y a pas eu de frisson. P. 110. Langue rouge.

Le 25. Hémorrhagies ont cessé. L'érysipèle gagne lentement. P. 130.

Le 26. L'érysipèle gagne avec peine, il arrive au front. P. 112. Taches de purpura sur l'abdomen.

Soir. Douleurs dans le ventre. L'érysipèle n'a pas progressé. Le gonflement ne se fait pas franchement. P. 120.

Le 27. Mort à 5 heures du matin.

Autopsie refusée.

Observation XIII.

(Empruntée à M. Gaspais et résumée) (2).

Lucas Delphin, soldat au 8e régiment de marche, 21 ans. Entre le 23 septembre 1870 à l'ambulance de l'asile de Vincennes, galerie Didot, lit 12. Fièvre typhoïde (?).

30 septembre. Angine. Le soir, autour des points lacrymaux et à la racine du nez, plaque d'érysipèle qui s'étend jusqu'aux joues. Ganglions sous-maxillaires peu engorgés, plus douloureux à droite qu'à gauche.

(1) S. Chédevergne, p. 182, observ. XXXVIII.

(2) J. Gaspais. Loc. cit., p. 17.

Le 2 octobre. L'érysipèle a gagné toute la face.

Le 6. Erysipèle disparu. Amélioration très marquée.

Le 7. Rougeur érysipélateuses redevenue plus rare.

Le 9. Erysipèle reparu à droite. Ganglions engorgés non douloureux.

Le 10. Erysipèle à gauche.

Le 12. Parotidite double.

Le 15. Amélioration.

Guérison.

OBSERVATION XIV.

(Cas tiré d'une leçon du professeur Potain à l'hôpital Necker) (1).

Individu couché au lit n° 30, salle Saint-Luc (hôpital Necker). Fièvre typhoïde peu intense, bien caractérisée et en pleine défervescence.

Le 15e jour de la maladie (T. 37°). Frisson, claquement des dents. Respiration difficile par les fosses nasales. Sensation d'ardeur au fond de la gorge. En une demi-heure, la température monta de 3 degrés, 37-40.

Rougeur sombre du pharynx. Voile du palais tuméfié. sec, brillant comme vernissé. Amygdales saines.

Le lendemain, érysipèle occupant la joue gauche et le pourtour du nez. Déglutition plus gênée. T. 38. L'état général ne s'est pas aggravé.

OBSERVATION XV.

(Empruntée à M. Moiroud et résumée) (2).

C..., Julie, 12 ans, entre le 4 mars 1876 à l'hôpital Sainte-Eugénie, salle Sainte-Marguerite, n. 27.

Tempérament lymphatique. Céphalalgie. épistaxis, diarrhée, douleur abdominale spontanée.

Le 5 mars. Taches. T. 40° Lèvres fuligineuses.

Le 9. Etat adynamique. Un peu de délire nocture T. 40,2.

(1) Potain. Erysipèle de la face consécutif à la fièvre typhoide. Gazette des hôpitaux, n° 139, 30 nov. nov. 1880.

(2) A. Moiroud. Loc. cit., p. 31, obs. II.

Il entre dans la salle une enfant atteinte d'érysipèle de la face et placée à deux ou trois mètres de la malade.

Le 11. Erysipèle de la face qui gagne le cuir chevelu. Albumine dans les urines.

8 jours après. Mort.

Observation XVI (Personnelle).

(Recueillie dans le service de clinique médicale à l'hôpital Necker).

Barb..., Jean, 20 ans, maçon. Bonne santé habituelle. Aspect lymphatique. Né dans l'Indre, est à Paris depuis 3 ans.

Vers la fin de juillet 1883 (25-26) il est pris de lassitude générale, d'épistaxis, de vomissements, puis de fièvre, tous symptômes qui, augmentant, le déterminent à entrer à l'hôpital Necker, le 2 août 1883.

Il est couché au lit 30 de la salle Saint-Luc, service du professeur Potain.

Diagnostic : fièvre typhoïde dont le début est apprécié remonter à quatre jours.

La dothiénenthérie, type peu intense, évolue sans forme déterminée, sans complications.

La température, d'abord à 40,8, ne tarde pas à baisser, et du 4 au 7 août elle oscille autour de 39°.

Le 7 août. Vomissements. Céphalalgie intense.

T. M. : 38,4. T. S. : 39°.

Le 8 (10° jour de la maladie). Apparition d'un érysipèle de la face, débutant par l'aile du nez à droite. Douleur spontanée presque nulle. Rougeur. Tuméfaction des téguments. Pas d'engorgement ganglionnaire. Les vomissements, la céphalalgie disparaissent. T. M. 38,6. T. S. 39°.

Le 9. La joue droite et les paupières du même côté sont envahies.

Le 10. La région frontale est envahie, puis la joue gauche. T. M. 39,2 ; T. S. 40.

Le 11 août et jours suivants. Evolution normale.

Le 18 (20° jour de F. I.; 10° jour de l'exanthème). T. M. 37°. T. S. 38,8.

L'érysipèle a complètement disparu.

Il n'y a pas eu dans le cours de l'exanthème de symptômes généraux. Il n'y a pas eu d'albumine dans les urines. La fièvre typhoïde n'a éprouvé ni aggravation ni amélioration par le fait de l'érysipèle.

La salle Saint-Luc n'a renfermé aucun cas d'érysipèle pendant tout le séjour de notre malade; mais il n'en fut pas de même de la salle de chirurgie, située immédiatement au-dessous.

Le malade, complètement guéri, sort de l'hôpital le 10 septembre, 43e jour après le début de sa fièvre typhoïde.

CONCLUSIONS.

1° L'érysipèle de la face se rencontre rarement dans le cours de la fièvre typhoïde. Nous l'avons trouvé 64 fois sur 3,910 cas ; soit 1 sur 61 environ.

En dehors de toute question de contagion, il paraît être plus fréquent dans les formes graves, adynamiques et à longue durée de la fièvre typhoïde ; il semble également plus fréquent chez les sujets lymphatiques.

2° Observé à toutes les phases de la dothiénentérie, l'érysipèle se montre surtout et presque exclusivement pendant la dernière période et la convalescence.

3° Dans ces conditions, l'érysipèle présente souvent une atténuation marquée tant dans ses symptômes généraux que dans ses symptômes locaux.

4° L'apparition d'un érysipèle facial dans le cours d'une fièvre typhoïde comporte un pronostic grave (16 morts sur 36 cas d'érysipèle). Cette gravité réside moins dans l'érysipèle qui, le plus souvent, est bénin en lui-même, que dans le mauvais état général du sujet, état dont l'infection secondaire est un indice.

5° Le traitement, qui ne présente rien de particulier, s'adressera surtout à l'état général.

6° Les rapports qui relient les deux maladies entre elles semblent consister en une simple coïncidence favorisée par la débilitation, résultat de la maladie primitive et principale.

INDEX BIBLIOGRAPHIQUE

TERRIOU. — Essai sur l'érysipèle considéré dans son état de complication avec la fièvre adynamique (putride). Thèse Paris, n° 84, 1807.

CHOMEL. — Clinique médicale de l'Hôtel-Dieu, t. I. Fièvre typhoïde. 1834.

Compendium de médecine pratique, t. III. Erysipèle, 1834.

LOUIS. — Recherches anatomiques, pathologiques et thérapeutiques sur la maladie connue sous le nom de fièvre typhoïde, etc. 3e édition, t. I, t. II, 1841.

FORGET. — Traité de l'entérite folliculeuse, 1841.

FABRE. — Dictionnaire des Dictionnaires de médecine français et étrangers, t. VIII, 1841.

Compendium de médecine pratique, t. VIII. Fièvre typhoïde, 1846.

HERVIEUX. — De l'érysipèle dans les convalescences et périodes ultimes des maladies graves. Archives générales de médecine, 1847.

DE LARROQUE. — Traité de la fièvre typhoïde, 1847.

W. JENNER. — Typhus fever, typhoïd fever, relapsing fever and febricula. The diseases commounly confounded under the term « continued fever », illustrated by cases collected at the bed-side. The Medical Times. London, 1850.

VALLEIX. — Guide du médecin praticien, 3e édition, t. V. Erysipèle, 1854.

A. DESPRÉS. — Traité de l'érysipèle, 1862.

CHÉDEVERGNE. — De la fièvre typhoïde. Thèse, 1864.

M. RAYNAUD. — Nouveau Dictionnaire de médecine et de chirurgie pratiques, t. XIV. Erysipèle, 1871.

NEPVEU. — Société de biologie, Gazette médicale de Paris, n° 3, 1872.

J. GASPAIS. — De l'érysipèle secondaire. Thèse, 1873.

A. TARDIEU. — Manuel de pathologie et de clinique médicale, 4e édition. Erysipèle, 1873.

M. Raynaud. — De la nature de l'érysipèle et de ses relations avec les maladies infectieuses. Société médicale des hôpitaux, Union médicale du 27 février 1873.

Grisolle. — Pathologie interne, 9e édition, t. I, 1874.

Liebermeister. — Handbuch der Speciellen Pathologie und Therapic. Zweiter band. I Theil. (Typhus abdominalis.) Leipzig, 1874.

Zuelzer. — Ziemssen's Handbuch. Zweiter Band. II Theil (Erysipelas). Leipzig, 1874.

Chambon. — Influence salutaire de l'érysipèle dans certaines maladies. Thèse, 1876.

Griesinger. — Traité des maladies infectieuses (traduction du Dr Lemattre), 2e édition. Paris, 1877.

Trousseau. — Clinique médicale de l'Hôtel-Dieu, 5e édition, t. I. Erysipèle, 1877.

C. Murchison. — La fièvre typhoïde (traduction du Dr Lutaud). Paris, 1878.

Hardy et Béhier. — Traité élémentaire de pathologie interne, t. IV, Fièvre typhoïde, 1880.

Potain. — Erysipèle de la face consécutif à la fièvre typhoïde. Leçon à l'hôpital Necker. Gazette des hôpitaux, 30 novembre 1880.

A. Moiroud. — De l'érysipèle deutéropathique ou intercurrent. Thèse, 1881.

E. Duclaux. — Ferments et maladies, 1882.

Jaccoud. — Pathologie interne, 7e édition, 1883.

V. Hutinel. — Etude sur la convalescence et les rechutes de la fièvre typhoïde. Thèse d'agrégation, 1883.

A. Geffroy. — Etude sur les affections cutanées survenant dans le cours ou à la suite de la fièvre typhoïde. Thèse, 1883.

Dupeyrat. — Recherches cliniques et expérimentales sur la pathogénie de l'érysipèle. Thèse, 1881.

Paris. — A. Parent, imprimeur de la Faculté de médecine, A. Davy, successeur, 52, rue Madame et rue Monsieur-le-Prince, 14.

www.ingramcontent.com/pod-product-compliance
Ingram Content Group UK Ltd.
Pitfield, Milton Keynes, MK11 3LW, UK
UKHW021144230726
13926UKWH00002B/914